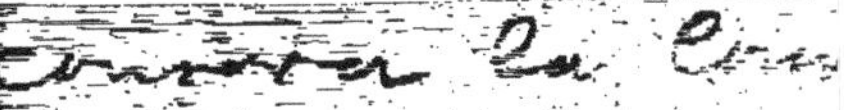

CONGRÈS INTERNATIONAL DE L'ÉDUCATION PHYSIQUE

PARIS, 30 AOUT AU 6 SEPTEMBRE 1900.

EXPOSÉ

DE

L'ÉDUCATION PHYSIQUE

AU JAPON

PAR LE

Dr YAMANÉ

[illegible] de la Préfecture de police de Tokio,
[illegible] Congrès internationaux de Médecine, d'Hygiène
et Démographie,
Délégué spécial de l'Association pour l'Éducation physique
« Nippon Taï-Ykukaï » (Nippon).

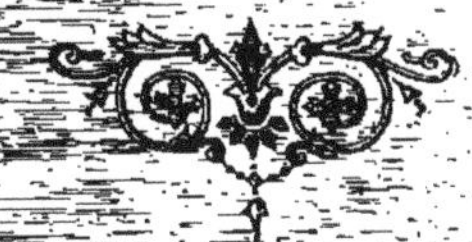

PARIS

[illegible] INTERNATIONAL DE BIBLIOGRAPHIE SCIENTIFIQUE

93, Boulevard Saint-Germain, VI.

1900

EXPOSÉ

DE

L'ÉDUCATION PHYSIQUE

AU JAPON

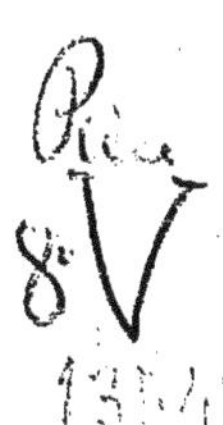

CONGRÈS INTERNATIONAL DE L'ÉDUCATION PHYSIQUE

PARIS, 30 AOUT AU 6 SEPTEMBRE 1900.

EXPOSÉ

DE

L'ÉDUCATION PHYSIQUE

AU JAPON

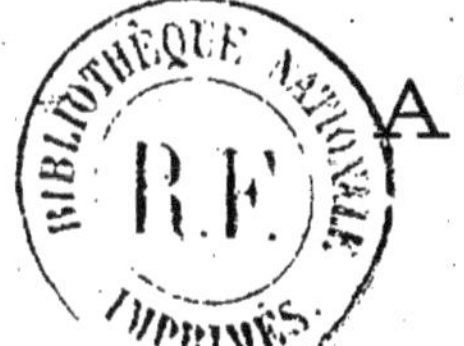

PAR LE

Dr. YAMANÉ

Médecin en chef de la Préfecture de police de Tokio,
Délégué aux Congrès internationaux de Médecine, d'Hygiène et Démographie,
Délégué spécial de l'Association pour l'Éducation physique « Nippon Taï-Ykukaï » (Nippon).

PARIS

INSTITUT INTERNATIONAL DE BIBLIOGRAPHIE SCIENTIFIQUE

93, Boulevard Saint-Germain, VI.

1900

EXPOSÉ

DE

L'ÉDUCATION PHYSIQUE AU JAPON

DU Dr YAMANÉ

Médecin en chef de la Préfecture de police de Tokio,
Délégué aux Congrès internationaux de Médecine, d'Hygiène
et Démographie,
Délégué spécial de l'Association pour l'Éducation physique
« Nippon Taï-Ykukaï » (Nippon).

Le développement de l'éducation physique, particulièrement la gymnastique, depuis une trentaine d'années, et par des circonstances indépendantes, a été un peu négligé dans notre pays, et ne s'est produit que depuis ces derniers 10 ans, par l'intervention de différents hauts personnages qui, pour la plupart, ont achevé leur éducation dans les pays étrangers et qui éprouvant sur eux-mêmes l'influence bienfaisante de l'éducation physique exercée méthodiquement, se sont employés avec une persistance et une tenacité aussi énergique que louable, sans reculer devant aucun obstacle, pour l'introduction de l'organisation d'un nouveau système d'éducation physique ; et effectivement depuis 10 ans ce nouveau mode d'éducation a pris dans notre pays un essor et un développement considérables. Les résultats obtenus sont merveilleux et inespérés sous tous les rapports aussi bien dans la gymnastique nationale — dans laquelle mes compatriotes excellaient de tout temps — que dans celle de la gymnastique rationnelle et introduite d'après la méthode européenne.

Avant d'entrer dans les détails de notre organisation actuelle, je me permets de vous exposer nos jeux nationaux populaires et guerriers, pratiqués depuis bien longtemps chez nous, et qui, comparés avec les jeux populaires de l'Occident, ont une très grande analogie avec ceux-ci.

Il y a à peu près trente ans, au Japon, il n'existait que deux classes :

Les paysans et les guerriers ; ces derniers représentaient une classe privilégiée.

Le paysan cultivateur, uniquement occupé de faire produire sa terre, n'avait, bien entendu, aucune idée de ce qu'on est convenu d'appeler aujourd'hui une éducation physique ; tandis que le guerrier, en raison de son état, porteur de deux sabres à la fois, et d'autres armes de cette époque, les manipulant continuellement, exerçait déjà par la nature de son métier, une espèce de gymnastique, ou plutôt un exercice musculaire et d'adresse, qui développait considérablement la force physique.

Les exercices avec ces différentes armes existent au Japon depuis plus de 1200 ans ; ainsi, comme on le voit, au Japon, tout comme en Europe au Moyen-Age, nous possédions aussi le fléau de la féodalité, les Chevaliers : chevaliers errants, chevaliers brigands, chevaliers agresseurs des grands chemins, chevaliers guerroyant avec leurs voisins; cette caste de noblesse dont la devise était : *la force prime le droit*, et mon pays la connaissait avant Bismarck, tout comme les bons chevaliers des temps anciens dans l'Occident.

Ces chevaliers avaient toujours sous leurs ordres et dépendance absolue des guerriers qui les accompagnaient toujours et partout lorsqu'il fallait distribuer plaies et bosses ; mais lorsqu'il régnait un semblant de paix, ces guerriers s'exerçaient continuellement en jouant avec leurs armes, acquérant par ces exercices une adresse parfois merveilleuse.

Le paysan, qui n'avait aucun droit, considéré à cette époque comme une bête de somme, bon tout au plus à labourer la terre, pour fournir le pain, et tout ce qu'elle peut produire pour la vie joyeuse et insouciante de cette noblesse de ces temps heureusement passés, restait en arrière, pour ne pas dire atrophié, dans le développement physique. Eux aussi s'exerçaient à certains jeux nationaux, mais des jeux très innocents, dont le but n'était pas précisément le développement des forces physiques, mais plutôt un délassement, une distraction à leurs travaux pénibles journaliers, à leurs soucis de s'acquitter envers leurs maîtres et de leurs exigences, aussi bien qu'envers l'Etat qui les rançonnait à plaisir.

Autre chose étaient les guerriers; lorsque la paix régnait pour quelque temps, ils s'exerçaient avec leurs armes comme à des jeux : avec les sabres, les lances, les hallebardes, les arbalètes, les femmes même de la noblesse jouaient avec une espèce de glaive court, large, courbé, à pointe arrondie, attaché à un long bâton, cherchant à se toucher mutuellement, exercice qui exigeait, outre une grande adresse, une certaine force physique.

A cette époque le jeu de balles, ce qu'on appelle aujourd'hui « Football », existait chez nous déjà, depuis bien longtemps; les Anglais s'attribuent l'invention de ce jeu innocent, une invention de bien peu d'importance, il est vrai ; cependant je crois pouvoir affirmer que les Anglais, ces grands inventeurs en général, ne leur en déplaise, ont usé de simple contrebande, exportant de chez nous ce petit article de notre invention, qui fait fureur chez les belles Anglaises d'outre-Manche, et précisément à cause de cela et puisque ce jeu innocent procure un plaisir aussi passionné aux belles misses et au plus beau sexe du monde entier, je tiens à cœur de réclamer la priorité pour mon pays de l'invention de ce jeu ; vous connaissez bien le proverbe, « rendez à César ce qui est à César etc., etc. » En revanche je n'aurai jamais le courage de disputer aux ingénieux Anglais les inventions de tant de merveilles dont ils sont les auteurs et maîtres, pas même l'invention de leurs succulents beafsteaks, dont tout le monde profite presqu'avec gloutonnerie.

D'ailleurs, tous les étrangers — et ils sont aujourd'hui légion — qui ont honoré le Japon de leur visite, ont pu se convaincre facilement « de visu » que nos japonais sont passés maîtres dans ce jeu là.

Les luttes corps à corps, étaient, et le sont encore aujourd'hui en grand honneur au Japon, voire jusque dans les classes les plus inférieures.

Ces luttes sont de deux sortes :

1° Les luttes ordinaires, comme en Europe : deux lutteurs se prennent corps à corps, et cherchent à se tomber réciproquement ; mais de façon à toucher la terre avec les deux épaules ; ces luttes, comme l'on sait, exigent de grands efforts sans supercheries et sans trucs, en conséquence un véritable développement de force musculaire.

2° Cette deuxième manière de lutte est déjà plus compliquée et partant plus dangereuse :

Les deux lutteurs se prennent mutuellement par le cou, et avec un déploiement d'efforts inimaginables cherchent à s'enlever en l'air et par un effort suprême, à projeter le rival par dessus leur tête ; ces luttes moins tolérées que les autres, ont parfois une issue fatale à la suite de la suffocation.

Il existe encore une troisième lutte, aussi dangereuse que la seconde, et exigeant une énorme somme de force physique ; voilà en quoi consiste cette troisième lutte : l'un des lutteurs se couche de toute sa longueur sur le dos, pliant ensuite les deux jambes de façon que les deux genoux sont en l'air ; le second champion, qui lutte pour la résistance, se place entre les deux genoux, de façon que ces derniers embrassent les reins du second lutteur, or, ce dernier doit employer tous ses efforts à ne pas se laisser étreindre comme dans un étau, cherchant à tenir écartés les deux genoux de son ennemi ; mais celui-ci, à son tour, s'il a la force, serre toujours de plus en plus les genoux autour des reins, jusqu'à ce que l'autre, à force d'être enserré, perde la respiration ; à ce moment, nécessairement, le lutteur couché sent une détente, comme un affaiblissement de son rival ; c'est à ce moment-là que, par un suprême effort des genoux, il le soulève et le jette comme une masse inerte par dessus sa tête, loin de lui!!!

Nous avons encore un autre genre de lutte : les deux rivaux emploient toutes les ruses pour s'emparer mutuellement de leurs mains ; celui qui réussit, s'efforce, tandis que l'autre se défend, de lui tourner et de lui infléchir le bras, mais toujours le serrant par le seul poignet, de manière que le plus fort, lui tourne le bras par inflexion sur le dos, l'immobilisant complètement et restant ainsi vainqueur. A ce jeu aussi, il faut non seulement une grande adresse, mais surtout, et en première ligne, des forces de bras et une énorme résistance de force des jambes.

Toutes ces luttes violentes furent comme un apanage des guerriers qui se prodiguaient dans ces exercices de lutte devant leurs chefs et une galerie de guerriers qui les encourageaient et les surexcitaient par les cris et les applaudissements, mais le but principal, c'était de les entraîner pour les batailles à venir, où les luttes corps à corps, dans les temps passés étaient très fréquentes.

La lutte des barques — aujourd'hui le sport du canotage — avec des avirons, est aussi très ancienne au Japon, de même que de monter à cheval dans les poses les plus différentes et les plus difficiles, comme par exemple, un cavalier armé de l'arbalète et de carquois, tandis qu'il galope ventre à terre, chassant un chien affolé, arme son arbalète, ajuste la bête et la blesse, toujours galopant.

Ensuite le jeu de balle à cheval : 10 cavaliers habillés de rouge et 10 cavaliers en blanc, munis de longs bâtons, cherchent d'attraper la balle lancée ; les rivaux se créent mutuellement des obstacles inouïs, toujours galopant à cheval, et essayant d'attirer la balle de leur côté avec le bâton ; un autre jeu avec des bâtons très gros et d'une longueur

*

d'un mètre 1/2, sont manipulés par deux concurrents comme les escrimeurs en Europe avec l'épée ou le sabre, jusqu'à ce que l'un des deux rivaux reste désarmé; ce jeu était très répandu jusqu'aujourd'hui.

La natation est un exercice très répandu dans tout le Japon, et on exécute dans ce genre d'exercice de vrais prodiges de force. Ainsi par exemple : on se précipite dans l'eau de très grandes hauteurs, on s'habille et on se déshabille dans l'eau ; d'autres plus forts se couvrent d'une espèce de cuirasse en fer, et avec une adresse merveilleuse, non seulement ils se maintiennent sur l'eau, en nageant, mais ils se soulèvent jusqu'à mi-corps en dehors de l'eau et marchent dans l'eau de cette façon, comme sur une planche sous leurs pieds ; ce n'est que par un énorme développement de force dans les jambes qu'ils réussissent dans ce tour de force !

Le tir à la cible est aussi un jeu très populaire ; c'est avec l'arbalète, qu'on tend avec un très grand effort pour tirer à la plus grande distance possible dans les courses de vitesse ; je crois que les Japonais sont les premiers maîtres au monde dans cet exercice, et comme preuve je citerai nos petits « djirinkshas », ces petites voitures gracieuses à deux roues, qu'on voyait à l'Exposition, avec deux brancards, au milieu desquels un Japonais s'attèle en guise de cheval, faisant toute la journée et tous les jours exactement comme un cheval, des courses en courant, sans jamais se fatiguer ! Au Japon on emploie communément ce mode de transport, et même pour de longs voyages ; dans les villes, exactement comme les fiacres en Europe, ces coureurs sont payés à la course, à la journée, selon un tarif établi par le gouvernement. Ces coureurs sont d'une endurance extraordinaire et infatigables.

Le jeu de la corde aussi est un jeu populaire, pour éprouver la force des muscles des bras. Chacun des deux rivaux prend le bout de la corde assez grosse, et l'enroule autour du poignet ou du bras ; les plus grands efforts sont déployés pour attirer le rival de son côté; parfois la résistance est si désespérée, que la corde, malgré sa grosseur, se casse !

Les filles et les garçons s'amusent le plus souvent avec la toupie, des papillons en papier, toupies en bois, qu'on fait marcher avec le fouet.

Les jeux de balle sont le grand amusement des enfants. Les balles sont en soie ou fabriquées avec de la corde, et les enfants jouent avec, dans les poses les plus fantastiques et ridicules, assis sur les deux jambes, les poussant ou plutôt les lançant tantôt avec un pied, tantôt avec l'autre, enfin avec la main ou les deux mains à la fois, ou encore avec un pied et une main ; les enfants jouent parfois à la balle avec une adresse très souvent étonnante.

Le jeu de sauter à la corde, avec mille tours d'adresse, par les filles est un jeu très aimé ; ainsi que le colin-maillard, le cerceau, la raquette, les petits jeux icariens, c'est-à-dire 4 à 5 petites balles lancées l'une après l'autre, de façon qu'elles se suivent en rond, et toujours attrapées avec la main.

Mais un jeu, qui est le jeu national par excellence, et que les enfants, et même les adultes cultivent avec une véritable passion, c'est le jeu du cerfs-volants. C'està Nagasakti que se trouvent les grands maîtres de ce jeu. Ainsi, par exemple, deux rivaux laissent filer au bout d'une immense et longue corde deux cerfs-volants admirablement peinturlurés avec les couleurs les plus criardes, aussi haut que possible ; quand les deux cerf-volants se sont pourchassés l'un l'autre comme pour s'entraîner mutuellement, voilà que commence leur phase la plus intéressante : les deux champions restent immobiles, et ne dirigent leurs cerfs-volants que par le bout de leur doigt; le moindre mouvement du doigt les éloigne, les rapproche à chaque instant ; le but est qu'un des cerfs-volants monte sur l'autre, et s'il réussit, le champion qui tient son cerf-volant au dessus de l'autre, mais à plat, avec un mouvement rapide comme l'éclair, il lui imprime une secousse violente, et celui de dessus descend avec l'autre sans lâcher celui de dessous, et la victoire est décidée. Il faut une grande habileté et du savoir faire pour arriver à cette perfection et en sortir vainqueur ; la plupart du temps la victoire reste indécise, et se borne à un jeu de coquetterie entre les deux cerfs-volants qui se touchent, se quittent, se rapprochent, s'éloignent, employant, toutes les ruses pour tomber l'un sur l'autre, et ce jeu est un spectacle infiniment gracieux et ravissant, mais surtout amusant

Nous avons encore un autre jeu de bâtons, soit en fer, soit en bois :

Une barre en fer, longue d'un 1/2 pied, pointue, est enfoncée dans la terre avec toute la force du bras, par un joueur; l'autre, armé d'une barre exactement semblable à celle de son concurrent, s'efforce d'enfoncer sa barre si près de l'autre que cette dernière doit se renverser, ce qui exige une réelle habileté et une assez grande force. Le même jeu est joué dans les campagnes avec des bâtons en bois d'un pied 1/2 de long. Celui qui renverse le bâton profondément enfoncé dans la terre reste vainqueur ; ici le joueur doit employer son habileté et ne pas rompre son bâton. Le vainqueur de plusieurs de ces bâtons en bois les rapporte en triomphe chez lui, où au bruit des éclats de rire et des plaisanteries des assistants on allume un feu joyeux.

Ainsi, comme je l'ai déjà fait remarquer, si, il y a encore trente ans, notre éducation physique, sous bien des rapports laissait à désirer, en revanche depuis une dizaine d'années, sous l'impulsion de hauts personnages très éclairés, sous les auspices et la protection de notre auguste Maître et Empereur, celle de notre gouvernement, enfin par le contact, les communications toujours plus faciles et plus suivies avec l'Europe, le Japon, mon pays a accompli dans ce court espace de temps bien des progrès dans la civilisation, soit : sciences politiques, sciences économiques et financières, sciences en général, mais surtout dans le champ de l'instruction populaire et générale, et en première ligne, dans l'éducation morale et physique du peuple. Sans être taxé d'exagération et sans vanité, je crois pouvoir affirmer, si on veut bien considérer le court espace de temps écoulé depuis l'introduction des innovations et le progrès réalisé chez nous, nous avons, je crois, un certain mérite d'être arrivés au point où nous en sommes actuellement ! Je saisis ici avec plaisir et joie l'occasion qui se présente d'exprimer ma reconnaissance très sincère à nos maîtres les Européens à qui nous devons tout, et dont nous resterons débiteurs de nos progrès, puisque nous nous modelons d'après leur image et leur exemple. Cependant, le tout n'est pas toujours d'introduire les progrès et les améliorations dans un pays arriéré, il faut la collaboration et l'esprit du peuple même, susceptible de comprendre ces innovations, qui ne sont pas toujours faciles à introduire, exemple : les Chinois nos voisins ! — Notre mérite aura été d'avoir vite compris la valeur des progrès et les bienfaits de la civilisation, et nous nous y sommes attachés résolument, avec l'espoir et la décision bien arrêtée de nous mettre aussi rapidement que possible au niveau avec les autres nations civilisées.

Notre devise est et restera : « En avant et toujours en avant ! » jusqu'à ce que nous ayons atteint le but, qui est celui de marcher avec les Européens au même pas ; et nous marcherons, veuillez le croire, avec conviction et persistance !

Dans l'exposé présent je ne veux traiter que les progrès très rapides dans le champ de l'éducation morale, physique et hygiénique de notre population japonaise.

Depuis quelques années, le service militaire obligatoire pour tout le monde, sans la moindre exception et sans distinction de classes, a été introduit chez nous aussi. Tout le monde est soldat : princes, ducs, comtes, barons, paysans, doivent servir la patrie ; en conséquence tous les privilèges dont jouissaient les classes guerrières ou nobles furent ainsi supprimées, et toutes les classes nivelées. Tous sont égaux devant les lois, et les lois, je puis vous l'affirmer, sont très sévèrement observées et exécutées. A la suite de cette « *Egalité* » et « *Légalité* » notre peuple secouait de ses épaules cette longue apathie, et c'est avec une admiration universelle, qu'en Europe même on a constaté l'élan irrésistible de tout le peuple japonais, du plus haut jusqu'au plus bas, avec quel enthousiasme il a salué et s'est attaché aux innovations et aux progrès, sans s'arrêter, sans opposition, sans révolution, parce que le peuple avait la compréhension, le sentiment du bien de ce progrès, et que le salut de son existence comme nation et son avenir, sa force, sa richesse résidaient précisément dans la civilisation : le progrès, l'éducation, l'instruction, pour se mettre de niveau avec les autres nations civilisées, pour être respecté à son tour. C'est là que tendent tous nos efforts et j'ai la certitude que nous y parviendrons !

Pour ne parler que de notre éducation physique, je mentionnerai notre association de Gymnastique, une des associations la plus considérable de notre pays, la

TAÏ-YKUKAÏ.

Cette association fut fondée en 1890, au 24e Meidji (1) par un de nos philanthropes les plus populaires, du nom de

« TOKITIRO HYTAKA »

ancien sous-officier. Grâce à sa grande intelligence, il occupe aujourd'hui un poste très élevé, très considéré et est généralement très populaire.

(1) « Médji, signifie le nouveau calendrier de l'année ; chaque fois qu'un nouveau souverain monte sur le trône, cette époque reçoit une nouvelle dénomination, comme par exemple: « Keo, Genzi, Bunchio, etc., etc.

Le calendrier nouveau, depuis le règne du souverain actuel, porte le nom « Médi » comme ci-dessus.

(*Annotation de l'auteur*).

Mais avant de parler du développement très considérable de cette association et de son but, permettez-moi de vous donner quelques explications sur notre système d'instruction intellectuelle des masses populaires, qui ensuite feront mieux comprendre notre système d'éducation physique et populaire, puisque l'une est étroitement liée avec l'autre.

Au Japon, le Ministère de l'Instruction publique est le département le plus important. Toutes les écoles sans distinction dépendent de lui. Toutes les écoles, lycées, universités, écoles privées, toutes sortes d'établissements d'enseignements, doivent être autorisés par le Ministre de l'Instruction publique et sont inspectés toutes les semaines par des inspecteurs expressément nommés par le Ministre. Ils doivent présenter des rapports et des comptes rendus très minutieux sur chaque école inspectée, soit par rapport à l'instruction, soit par rapport à l'hygiène.

Chaque ville est divisée en plusieurs arrondissements (comme en Europe); chaque arrondissement, selon le nombre d'habitants, est obligé d'entretenir à ses frais 2,3,4 écoles élémentaires, écoles construites d'après le style le plus moderne avec toutes les exigences de l'hygiène, pour garçons et filles.

Les parents des enfants paient une taxe modérée pour l'instruction; les enfants absolument pauvres ne paient rien.

Cependant les livres, les accessoires pour écrire, comme papiers, crayons, plumes, etc., les enfants riches ou pauvres sont obligés de se fournir eux-mêmes.

Chaque école possède une salle ou un préau — utilisés selon la saison — de gymnastique, exercice obligatoire plusieurs fois par semaine.

La gymnastique fait partie intégrale du programme des études. Ceux ou celles qui, par leurs aptitudes et excellentes études, désirent fréquenter les écoles supérieures, doivent produire des certificats d'études de l'école élémentaire où la gymnastique est classée comme n'importe quel autre enseignement, comportant le nombre de points nécessaires ; sans ce certificat d'études de l'*école élémentaire* l'élève n'est admis nulle part.

Dans les écoles supérieures, en dehors de la gymnastique réglementaire, on enseigne aussi les exercices militaires, notamment le tir à la cible. C'est pourquoi aussi les Japonais en général sont-ils des bons tireurs. En outre des écoles élémentaires et gouvernementales, il existe encore un grand nombre d'écoles privées, pensions, etc., etc., mais toutes avec l'autorisation du gouvernement, et qui sont également soumises à l'inspection des fonctionnaires du ministère de l'Instruction publique.

Notre système d'instruction, comme vous pouvez en juger de ce qui précède, se rapproche beaucoup de celui des Européens, à quelques petites différences près, comme par exemple, la gratuité de la fréquentation des écoles. Il est bien compréhensible que le système de l'instruction est adapté aux mœurs et coutumes du pays — comme c'est l'habitude d'ailleurs dans tous les pays — mais la base reste toujours la même et sensiblement celle de l'Occident.

Puisque vous voilà initié — il est vrai partiellement — avec notre système d'instruction, je reviendrai donc à notre association du *Taï Ykukaï* ainsi que sur son fondateur philanthropique.

Le but que se proposait le fondateur de cette association, était principalement celui de relever la force physique du peuple, partant de lui donner plus de confiance en lui-même, ainsi que de développer la morale et le patriotisme. Aujourd'hui cette association compte plus de 28,000 membres effectifs, et journellement le nombre augmente ; l'association prend toujours une plus grande extension et par là une influence morale plus considérable.

Le siège de cette association est à Tokio. Actuellement il xiste au Japon neuf sections de cette association.

D'ici peu de temps cette association va créer dans toutes

les provinces du Japon des sections avec des constructions spéciales pour la gymnastique et les exercices physiques.

Chaque membre paie une fois pour toutes, comme droit de membre, une cotisation de *cinq Yen* (12 fr. 50). On se demandera de quelle façon l'association peut maintenir et construire d'aussi énormes édifices et en si grand nombre, avec une seule cotisation de 12 fr. 50 par chaque membre.

La réponse est aussi facile que la manière de faire face à tous les frais est pratique :

Un an après la naissance de l'association, au mois de septembre, le 25e médi, parut pour la première fois « le *Journal de l'association du Taï-Ykukaï* », et aujourd'hui elle publie son 82e volume ; en outre de ses propres articles littéraires, comptes rendus, rapports, elle public en même temps toutes les nouvelles les plus intéressantes qui ont trait à la gymnastique et à l'hygiène, et les nouvelles inventions du monde entier, articles très instructifs et amusants. Le journal de l'association est dirigé et rédigé non seulement par des hommes compétents mais aussi par des savants connus et considérés. Ce journal est envoyé à tous ses membres, *les abonnés obligatoires*. Le prix d'abonnement est très minime, et le paiement pour chaque abonné pour ainsi dire insensible.

Comme vous voyez, c'est l'utile avec l'agréable, sans que le membre s'aperçoive de la charge ou la difficulté du paiement; les membres acceptent d'autant plus facilement cette combinaison, qu'ils comprennent que l'association a des frais considérables, et ensuite qu'ils ont la conviction la plus profonde et la conscience de contribuer à une œuvre patriotique, que tous les frais sont employés au profit de l'association. De plus, l'association reçoit très souvent des legs et des dons considérables des personnes très riches.

Dès la première année de sa fondation, l'association construisit à Tokio, dans les arrondissements de *Kando* et *Hongo*, deux camps de gymnastique, sur le modèle européen, avec tous les accessoires. Les résultats en sont aujourd'hui extrêmement satisfaisants, et ceux qui, dès le commencement de l'association gymnastique, font, jusqu'à l'heure qu'il est, partie de cette association, et en conséquence ont éprouvé par eux-mêmes les bienfaits de cette éducation physique et méthodique, sont les apôtres et les propagateurs les plus zélés de ce système ; sous peu, des constructions pour les exercices gymnastiques s'élèveront dans la moindre localité de l'Empire ; la population se rend compte, par elle-même, de l'immense avantage et de l'utilité si évidente de ces établissements. La propagande est donc aussi utile qu'honorable, et fait son chemin, tout le monde dans mon pays étant convaincu d'agir en patriote et pour le bien de la patrie.

Depuis la fondation de l'association *Taï-Ykukaï*, dont le premier président était le *Comte Nosu*, et ensuite le Ministre président le comte Yamagato, homme d'Etat considérable, homme de cœur, d'un esprit large et libéral, plus de 250 officiers et de hauts personnages, faisant encore aujourd'hui partie de l'association, jouissent non seulement d'une excellente santé, mais encore à présent sont vigoureux, forts, bien découplés, musculeux et admirablement développés de corps, et cela à la suite de l'éducation physique.

Au mois de mai, le 26e médi (donc il y a 8 ans), une nouvelle construction pour la gymnastique fut érigée à *Kodjimati*, arrondissement de Tokio. Cet établissement est destiné à l'éducation gymnastique supérieure ; les jeunes gens qui fréquentaient l'école élémentaire et passaient l'examen ainsi que celui de la gymnastique, obtenaient le droit de passer comme professeurs effectifs de gymnastique, droit qui chez nous procure certains avantages ; l'association a déjà créé ainsi plus de cent professeurs. Pendant les vacances, les professeurs de gymnastique, aussi bien que ceux des écoles élémentaires, se réunissent pour délibérer, discuter les projets nouveaux, les améliorations à introduire, etc,, etc. L'école de

Kodjimati portait autrefois le nom de *Taïshorenshuso*, et actuellement elle est connue sous le nom de *Taïshogako*.

Notre empereur actuel, notre auguste « *Empereur-Progrès* » (*Progress-Kaiser*), qui protège avec tant de générosité magnifique et de magnanimité les Arts et les Sciences, et tout ce qui peut contribuer au bien-être du peuple japonais, s'intéresse en première ligne à l'association *Nippon Taï-Ykukaï*. De fait, reconnaissant sa grande utilité et le but de l'association, Sa Majesté notre auguste souverain, *motu proprio*, lui remit un don très riche en argent de sa caisse privée.

L'association en même temps est subventionnée par l'Etat.

Nous avons en dehors de l'association de «*Nippon Taï-Ykukaï* » un nombre considérable de petites sociétés privées de gymnastique, entre autres aussi l'association *Butokukuï*, qui est la plus grande, avec 300,000 adhérents!

Il y a 7 ans, l'association « *Nippon Taï-Ykukaï* » organisait à Tokio les deux premières écoles de natation (bien entendu il existait déjà précédemment des établissements de natation, mais non dans le genre de ceux qui sont organisés aujourd'hui avec le dernier *modernisme*). Selon la règle de l'art, et méthodiquement, la natation est enseignée par de vrais professeurs. Nos jeunes gens deviennent des artistes consommés dans ce genre, soit par l'adresse, l'habileté, l'endurance et la résistance ; quelques-uns parmi eux font des tours de force extraordinaires, comme plongeurs et gymnasiarques.

La municipalité de Tokio et les maires de toutes les provinces de l'empire autorisaient, il y a 6 ans, les professeurs de gymnastique — qui n'étaient point des professeurs dans les écoles élémentaires ou supérieures — à enseigner la gymnastique ; car jusqu'à cette époque, les professeurs des écoles susdites avaient seuls le droit de cet enseignement. Cette autorisation n'était accordée aux professeurs privés, que dans le seul but, et exceptionnellement, pour appuyer l'énorme développement des nombreuses petites associations qui surgissent et naissent journellement, réclamant des professeurs autorisés ; mais ces derniers n'étant pas en nombre suffisant, on se décida à autoriser l'enseignement gymnastique par des professeurs privés, pour ne pas entraver un enseignement devenu populaire et utile.

A la même époque, l'association *Taï-Ykukaï* organisait aussi un champ pour le tir à la cible, à *Uhsigomi* ; aujourd'hui, plus de 100 tireurs émérites, très experts à leur tour, tous à même de diriger, d'enseigner dans les nouveaux champs de tir à la cible, qu'on crée au fur et à mesure.

A *Osaka*, l'association construisit de nouveau, il y a 5 ans, une splendide section pour la gymnastique avec un tir à la cible.

A *Hokkaïda*, elle organisa, il y a 4 ans, des établissements analogues.

Toujours s'étendant de plus en plus, toujours de plus en plus en progrès, l'association déploie une activité dévorante et toujours plus passionnée ; à peine dispose-t-elle des moindres moyens, qu'elle construit, organise, agrandissant toujours le cercle et élargissant le mouvement. Chaque année, elle crée dans les provinces encore veuves de ces établissements, des nouvelles sections ; ainsi, il y a deux ans, c'était le tour des provinces *Kanagowa*, *Miyaghi*, *Kagoshima*, et cette année-ci, à *Saïtama*, *Gunma*, *Tochigi*.

Je dois ajouter que toutes les associations, et notamment l'association de « *Nippon Taï-Ykukaï* » qui est toujours dirigée par son infatigable fondateur, « *Tokitiro Hytaka* », cet admirable philantrope, ainsi que par d'autres hauts personnages de marque, non seulement poursuivent le but unique de l'éducation physique et le développement du corps, mais en même temps dirigent leurs efforts du côté de la moralité ; ils déploient dans ce but une véritable stratégie ; tantôt c'est à la gymnastique tantôt c'est à la natation, tantôt c'est au tir à la cible, tantôt c'est à d'autres exercices corporels, que les jeunes gens sont constamment convoqués, et rarement, très rarement, il arrive, que quelqu'un manque à l'appel ; une fois réunis on les forme en colonnes différentes, et en avant ! pour les différents exercices, qui constituent pour ces jeunes gens un vrai plaisir ; il faut voir avec quel entrain, avec quel zèle ils se soumettent à toutes les exigences de leurs professeurs ! De cette manière les jeunes gens n'ont pas le temps de penser à autre chose qu'à leurs plaisirs en commun et à l'ambition de se distinguer pour obtenir une approbation de leurs professeurs ; une fois ces exercices terminés, ils rentrent chez eux fatigués et sont heureux de pouvoir se reposer ! Le lendemain recommence l'école et les exercices etc., etc., comme la veille ; c'est ainsi que nous sommes parvenus jusqu'à présent à former une jeunesse très éveillée, bien portante, saine, robuste et entraînée à toutes les fatigues possibles.

En plus des exercices de gymnastique, les jeunes gens sont exercés militairement ; chaque année, plus de deux cents jeunes gens sortant de l'école entrent au service avec des connaissances complètes des exercices et de la discipline militaire ; ils savent aussi que, plus grandes sont leurs connaissances des devoirs militaires, plus facilement ils montent en grade. Stimulés par leur ambition, ils deviennent les meilleurs soldats et se distinguent toujours soit dans les rangs, soit sur le champ de bataille, et c'est ainsi aussi que leur patriotisme grandit en même temps, prêts à se sacrifier avec héroïsme pour la patrie et leur empereur !

Tous ces éléments d'éducation forment un faisceau d'ensemble, qui contribuent et concourent, sans avoir déployé ni de trop grands efforts, ni des sévérités hors de saison ou exagérées, permettant tout naturellement d'endiguer l'immoralité. Il est certain que des exceptions se produisent toujours, comme partout ailleurs, mais le nombre en est vraiment minime, et les résultats obtenus jusqu'ici sont plus qu'encourageants, pour ne pas persister dans cette voie de l'éducation populaire par les exercices corporels.

L'éducation physique par la gymnastique a été introduite chez nous, sans avoir l'air obligatoire, comme un plaisir décent, agréable et très amusant ; tout le monde aujourd'hui considère comme un honneur de faire partie d'une association, et sans s'en apercevoir lui-même, devenir membre est pour un jeune homme adulte, voire pour homme déjà âgé, un devoir obligatoire !

Voyez un peu : au commencement la Société « *Nippon Taï-Ykukaï* » ne se composait que de quelques centaines de membres. Son genre d'organisation, sa cotisation, le désintéressement dont l'association a fait toujours preuve, les sacrifices, toutes ces circonstances l'ont rendue populaire et aujourd'hui elle est arrivée presqu'à son apogée ; elle grandit toujours soit dans l'augmentation et l'extension de ses sections dans le Japon entier, soit dans le nombre infini de ses adhérents.

La population a parfaitement compris le but de l'association, et la population elle-même la seconde de tout son pouvoir, parce qu'elle comprend que c'est le bien pour tous qu'on poursuit. Dans les temps anciens, par exemple, lorsque des peuples se livraient des batailles, le guerrier ou le soldat se battaient sans la moindre idée de patriotisme, la plupart du temps il ne savait pas pourquoi il se battait, ce qu'il savait, c'est qu'il y était forcé, qu'on l'avait arraché à sa famille, qui le considérait comme perdu ! Il se rendait à la guerre passivement, sans conviction, se considérant lui-même comme de la chair à canon, comme une bête pour l'abattoir ! S'il en réchappait, c'était simplement un basard, et il était réservé pour une autre fois ; on le flattait sur le moment, ce qui ne le rendait pas plus heureux, ni ne l'engraissait davantage. S'il restait sur le champ de bataille, personne ne se souciait de lui, ni de ce qu'il deviendrait ; il est vrai qu'on recueillait ses ossements ;

à la rigueur on construisait même des ossuaires avec, et tout était dit !

Aujourd'hui tout cela est changé : l'éducation populaire et physique, les nouvelles lois ont appris à la population à reconnaître sa propre valeur et sa force. Le soldat sait pourquoi il va en guerre : c'est pour sa patrie, pour son empereur, pour son foyer, et surtout il sait que son honneur est en jeu, il sait que lorsqu'il succombe, il n'est plus oublié, sa patrie se souviendra de lui et de ceux qui sont restés après lui. S'il revient, ce sont de vrais honneurs qui l'attendent, et il rapporte en même temps le sentiment d'avoir accompli un devoir sacré que tout le monde sans distinction est obligé de remplir ! Dans l'éducation physique et populaire par les professeurs de gymnastique aussi bien que de ceux des écoles élémentaires et supérieures, ces sentiments sont développés et inculqués avec une vigueur chaleureuse, au point que les jeunes gens se sentent grandir et prêts à tous les sacrifices.

Je ne puis vous citer un meilleur exemple à l'appui de ce qui précède, que la guerre actuelle des alliés avec la Chine ! Tout le monde a appris, et j'en suis fier, que mes compatriotes se sont admirablement distingués, les alliés eux-mêmes se sont plu à rendre un juste hommage à mes compatriotes, et tout le monde a reconnu que nos *petits*, mais valeureux soldats japonais étaient toujours au premier rang de la bataille, qu'ils étaient les premiers à l'assaut et sont entrés les premiers dans la ville de Pékin !

Notre guerre précédente avec la Chine nous donna aussi la victoire complète ; nos soldats, nos officiers, nos généraux *savaient pourquoi* ils se battaient. Notre cause était une cause juste, et ce sentiment était suffisant pour leur donner deux fois plus de courage, et rien ne pouvait leur résister ! J'estime que ce résultat, en grande partie, est dû à notre système d'éducation populaire.

Il y a quelques années, l'association « *Nippon Taï-Ykukaï* » se composait d'un président (un général), un vice-président et un secrétaire général, et de plusieurs membres honoraires et effectifs, mais à la suite, cette association exerçait une si énorme influence sur la masse populaire, son importance devenait si grande, si considérable, que les plus grands personnages estimaient comme un grand honneur d'être nommés comme membres honoraires. Aujourd'hui, les plus grandes personnalités, ainsi que celles de la cour impériale, font partie de l'association du «*Nippon Taï-Ykukaï*» sous la présidence d'un prince de sang royal, le plus proche parent de notre empereur, le *Prince Kanin-No-Mya*, le même qui terminait ses études à Paris !

Les gouverneurs (préfets) de toutes les provinces, qui ordinairement sont des membres de l'association, siègent en même temps comme conseillers-adjoints dans le comité de surveillance ; le but c'est le contrôle et la stricte observation des règlements de l'association.

Comme l'on sait, nous possédons, nous aussi, un Parlement et des députés ; comme partout ailleurs en Europe, ils aiment parler longuement, pour dire peu de chose. — Nous aussi nous avons un Sénat — nos pères conscrits, ainsi qu'un ministère responsable. Depuis 11 ans c'est la douzième session. Les associations de gymnastique reconnues par les deux Chambres d'utilité publique, une loi fut votée à l'unanimité et par acclamation, pour appuyer pécuniairement ces associations, d'accorder une subvention spéciale de 10,000 yens (25,000 fr.) par année pendant 5 ans à l'association du *Nippon Taï-Ykukaï*. Cette résolu- a été votée par acclamation par les deux Chambres. C'est chose rare de rencontrer l'unanimité entre députés et sénateurs, qui d'habitude sont toujours en guerre et en opposition. Cela tient toujours à la grande popularité de toutes les associations et à la conviction générale de leur utilité.

Pour donner plus de considération à ces associations, et faire ressortir quel prix le gouvernement attache de son côté au développement physique populaire, le gouvernement, c'est-à-dire le ministre de la Guerre, celui de la Marine, des Finances et de l'Instruction publique, ont institué et nommé des Inspecteurs spéciaux affectés à ces associations, décrétant en même temps l'ordre aux gouverneurs, secrétaires généraux des préfecture ainsi qu'aux préfets de police de surveiller dans chaque ville de leur dépendance la marche régulière et le strict accomplissement des règlements, conjointement avec les premières notabilités les plus considérées et les plus estimées de chaque ville ; un décret spécial autorise en même temps les dames, faire partie de ce Comité de surveillance et contrôler l'exécution du programme intégral dans l'éducation physique des jeunes filles.

Depuis l'année dernière, l'association *Nippon Taï-Ykukaï*, construisait à *Tokio*, dans l'arrondissement de *Kanda Misa*, *Kichio*, un nouveau genre d'édifice pour l'administration générale de l'association, et une autre grande construction sur une partie du terrain dédié au Dieu de la Guerre, appartenant au Ministère de la Guerre, pour la *Gymnastique générale* ; c'est un édifice splendide et de dimensions colossales, dans lequel sont réunis les accessoires en quantité inimaginable et les plus perfectionnés ; dans ces halls immenses, on pratique tous les exercices : la gymnastique, le tir, l'escrime, et le tir à l'arbalète et beaucoup d'autres exercices de force.

Au bord du fleuve « *Sumidgauga* », à Tokio, on organisait encore un établissement pour le sport nautique, pour la jeunesse ; la Municipalité, pour témoigner l'intérêt qu'elle porte à tout ce qui concerne le développement physique populaire, participait à cette création pour 600 yens (1500 fr.).

Toutes ces constructions ci-dessus mentionnées furent terminées au mois d'avril de l'année courante et solennellement inaugurées le 6 mai de la même année, en présence et sous la présidence de Sa Majesté l'Empereur, toute la Cour impériale, les ministres, les sénateurs, députés, la municipalité, avec le concours de toute la populatian de la capitale et de ses environs. Des discours mémorables furent adressés à notre auguste souverain et protecteur, et au peuple, pour glorifier le bienfait de l'association au profit de toute la nation. Un des orateurs, pour *prouver* l'utilité et le grand rôle que joue dans la vie d'une nation l'éducation physique, citait comme exemple les héros du Transvaal, les Boërs, qui deviendront certes légendaires, décrivant leur vie patriarcale avant la guerre, leurs travaux leur vie en plein air, à cheval, à pied, suivant partout leurs troupeaux, leur guerre avec les Basutos, une vie qui précisément, développait en eux non seulement les forces physiques, mais les rendait aptes aux plus durs travaux, aux résistances et privations les plus grandes, développant en eux en même temps cet amour immense et sublime du sol natal avec un patriotisme merveilleux, et qui ont accompli des prodiges de valeur admirés aujourd'hui de l'univers entier et même de leurs ennemis.

« C'est un *grand petit peuple*, terminait l'orateur ; imitons ces héros dans l'amour de la patrie, dans l'amour de notre glorieuse dynastie régnante, mais pour arriver à ces sentiments sublimes, cultivons à outrance notre éducation physiqne, notre instruction intellectuelle ! »

Moi aussi, mes chers collègues, je suis un partisan enthousiaste de l'éducation intellectuelle mais qui doit être conduite de front avec celle de l'éducation physique populaire ; ce n'est que lorsqu'un peuple a la conscience de sa force physique et morale qu'il est capable de prodiges pour sa patrie ; c'est la force morale et physique, le sentiment de la justice qui rendent un peuple fort, considéré, respecté, riche et craint.

En ce moment nous faisons au Japon des efforts pour réduire, diminuer le temps consacré à l'instruction intellectuelle, qui est à notre avis trop long, pour donner un peu plus de repos à l'esprit dont le corps bénéficiera toujours.

D'abord l'élève fréquenterait l'école avec plus d'amour, son esprit serait un peu plus libre, en conséquence plus accessible à certaines études plus faciles pour lui à comprendre, et retenir plus facilement ce qu'il apprend ; il vaut mieux, il me semble, apprendre peu mais bien, et solidement et retenir pour toujours, que d'apprendre beaucoup et retenir peu ou point !

Tous les efforts sont combinés à présent en même temps pour réunir ou plutôt fusioner TOUTES LES ASSOCIATIONS EN UNE SEULE, pour en former UNE ASSOCIATION UNIQUE, GRANDE ET PUISSANTE. La devise : *l'Union fait la force*, s'applique encore ici. C'est pour éviter toute rivalité mutuelle, et certes, en se réunissant, ce dont je ne doute pas, une telle association porterait de merveilleux résultats, deviendrait dans le vrai sens du mot, l'association la plus populaire, la plus animée pour le bien de la Nation et de l'Etat !

Je veux encore mentionner nôtre loi sévère qui défend l'usage du tabac aux jeunes gens au-dessous de 20 ans, non seulement les parents sont tenus responsables, mais les autorités civiles ont ordre de sévir contre les infractions et tous contrevenants ; ce sont d'abord les réprimandes. ensuite les amendes, qui sont très sensibles pour les récidivistes.

Nous considérons cette loi comme très sage, parce que l'usage du tabac dès la trop grande jeunesse devient plus tard un vice passionnant, qui exerce, comme tout le monde le sait, une influence funeste sur le développement, moral et physique.

Si en quelque sorte on peut préserver quelquefois la jeunesse de certains vices et passions, parce que ces vices et ces passions sont *visibles*, on ne peut pas toujours en faire autant d'autres vices immoraux et invisibles dont les conséquences sont terribles.

Comment surveiller l'onanisme ? Je ne crois pas qu'en dehors de la recommandation faite aux parents, de la plus rigoureuse et continuelle surveillance de leurs enfants, on puisse inventer quelque remède pour la suppression de cet ignoble vice.

Il a été tenté et recommandé beaucoup de choses, mais évidemment sans aucun succès. Je me rappelle cependant un moyen qu'on emploie, par exemple en Russie, dans les écoles militaires et autres établissements civils dépendant du gouvernement, aussi bien pour les jeunes gens que pour les jeunes filles. Je ne puis affirmer si le succès répond toujours à l'intention ; voilà en quoi consiste ce moyen : Toutes les écoles militaires, ainsi que les écoles civiles dépendant du gouvernement sont soumises à une très sévère discipline, c'est ainsi, que lorsque les jeunes gens sont couchés dans d'immenses dortoirs, bien éclairés pendant toutes les nuits, les surveillants, en se relevant toutes les deux heures, ont la garde de ces dortoirs; l'originalité ne réside pas dans la surveillance qu'on peut toujours tromper, mais dans le procédé de couchage ; les jeunes gens et les jeunes filles (surveillées par des surveillantes dans les pensionnats) doivent tenir leurs mains *sur* la couverture ; il est très rigoureusement défendu de les tenir *sous* les draps ou *sous* les couvertures.

Si le moyen employé, assez original, n'est pas radical, toutefois je suppose qu'il peut diminuer tant soit peu le degré de ce vice et même l'enrayer.

Je crois que le meilleur moyen et le plus sûr, c'est que les parents eux-mêmes veillent rigoureusement à leurs enfants ; qu'ils s'abstiennent devant les enfants de toute parole grossière, tout geste indécent, de s'habiller et de se déshabiller devant eux, etc., etc., des actes familliers, journaliers au point que, sans penser à quelque immoralité, les parents y procèdent comme une habitude sans se gêner devant les enfants, et cependant réveillent en eux, sans le vouloir, de mauvaises idées. Certes on ne peut pas édicter des lois, on ne peut pas surveiller tous les actes des jeunes gens, mais seulement faire comprendre aux parents, leur expliquer si c'est nécessaire, que lorsque le vice se manifeste, dès le début, il faut *catéchiser* les jeunes gens eux-mêmes, leur faire comprendre les terribles suites de ces vices. Un autre fléau, un autre *crime*, qu'on commet contre la jeunesse dans beaucoup de pays civilisés, et qui a fait son apparition chez nous aussi, ce sont les annonces ignobles dans les *Vespasiennes*. Annonces la plupart charlatanesques et au plus haut degré immorales ! On ne se figure pas la funeste influence qu'exercent sur des jeunes gens ces malsains avis ; des jeunes gens, les plus innocents, réfléchissent, s'ils ne comprennent pas de suite la signification, et cherchent à savoir et comprendre, et réveillent en eux des idées malsaines qui sont capables de les pervertir !

Je ne veux pas parler de ces médecins malavisés, qui, dans un but intéressé, font bon marché de la moralité publique, c'est aux autorités locales à sévir et très sévèrement contre cet abus, et ne pas tolérer dans les lieux publics ces annonces. On dira que ce n'est pas un moyen radical, d'accord ; mais ce sera toujours quelque chose, et cela diminuera quelque peu l'extension immorale ; on aura aussi la conscience de combattre l'immoralité partout et par tous les moyens.

Je demande donc la suppression totale de ces fausses annonces dans les lieux publics.

Aujourd'hui, dans tousles pays civilisés, un grand mouvement s'est produit, ou plutôt un symptôme d'inquiètude s'est emparé de tout le monde, les maladies connues et inconnues sévissent dans les grandes villes avec plus ou moins d'intensité, les gouvernements, les Facultés, les hommes de Science s'inquiètent et cherchent tous les moyens d'introduire dans les pays les systèmes hygiéniques ; certes c'est excellent, mais les vices, les passions ne s'arrêteront qu'au moment ou la population elle-même aura compris que le salut, le bonheur des familles et des enfants consiste non seulement dans la stricte observation de l'hygiène, la propreté corporelle, dans les plaisirs, les joies modérées, *mais principalement dans l'éducation physique et le développement du corps. « Mens sana, in corpore sano. »*

Le corps bien développé, fort, sain, nourri convenablement, rend l'esprit fort, ouvert à la compréhension, gai, accessible à résoudre les problèmes les plus difficiles, forme la moralité en même temps, est capable de toutes les générosités, et surtout développe avec des exemples devant les yeux — qui ne manquent jamais — le désir d'imiter les hommes célèbres passés, et grâce à Dieu beaucoup encore, des vivants, capables d'accomplir des prodiges de valeur, capables de produire des grands hommes de science, comme Pasteur, Behring, Roux, Virchow, Gladstone, Edison, Marconi, etc., etc., tous hommes de la plus haute moralité, capables de se sacrifier pour l'Humanité et pour la Patrie, dignes en tous points d'être offerts en exemple aux générations qui suivent.

Je préconise donc le plus grand développement dans la plus petite localité de la création d'établissements *pour l'éducation physique populaire, la première source de la force corporelle qui produit ensuite des hommes et des peuples forts, capables de produire une génération saine robuste, brave, courageuse, image précisément* D'UNE GRANDE NATION !!!

Imprimerie de l'Institut de Bibliographie (Ancienne Maison Monnoyer).
VIII-4900, n° 538

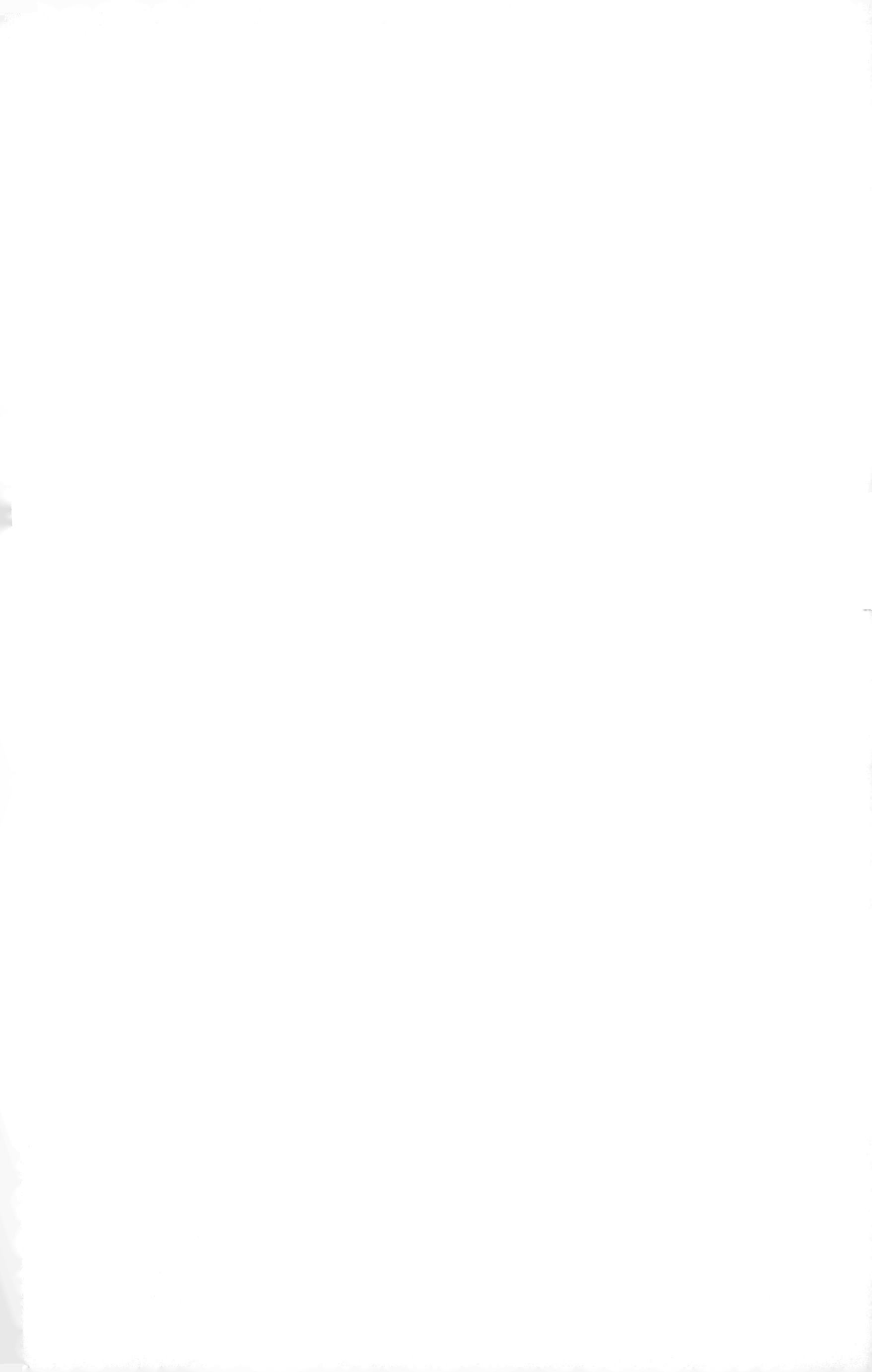

www.ingramcontent.com/pod-product-compliance
Ingram Content Group UK Ltd.
Pitfield, Milton Keynes, MK11 3LW, UK
UKHW020517230726
13925UKWH00005B/2183

9 782013 721042